Te $^{79}_{7}$

DE LA DIGITALE

DE

LA DIGITALE

DANS LE TRAITEMENT

DES AFFECTIONS CARDIAQUES

PAR

M. CHATIN

MÉDECIN DE L'HÔTEL-DIEU

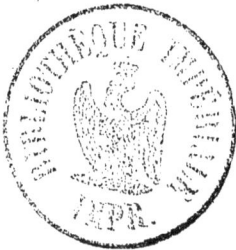

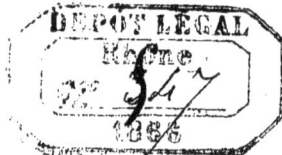

LYON

IMPRIMERIE D'AIMÉ VINGTRINIER

RUE BELLE-CORDIÈRE, 14

—

1866

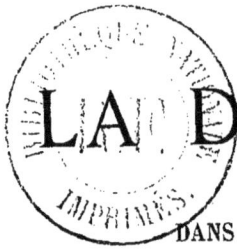

DE

LA DIGITALE

DANS LE TRAITEMENT

DES AFFECTIONS CARDIAQUES.

C'est en Angleterre que la digitale fit la première fois
son apparition dans la thérapeutique. Employée d'abord
très-fréquemment dans la phthisie pulmonaire, on ne
tarda pas à reconnaître ses mauvais effets sur les organes
digestifs, et, en 1785, un médecin anglais, Withering, se
fit une grande renommée en administrant la digitale dans
le traitement de toutes les hydropisies ; l'observation du
médecin anglais avait fait reconnaître à la digitale des
effets variables et des effets constants, et parmi ces
derniers, il avait noté le ralentissement considérable des
mouvements du cœur, l'action diurétique, et comme con-
séquence, la guérison de toutes les hydropisies, à l'excep-
tion de celles qui étaient enkystées. En 1810, un autre
observateur, Sanders, publie un travail fondé sur 2,000
observations, et arrive à des conclusions tout à fait opposées à celles de Withering. Il est difficile d'expliquer

ces expériences contradictoires ; mais, pour Sanders, la digitale élève le pouls, peut faire naître une fièvre inflammatoire, augmente l'appétit. Un seul fait est constaté par les deux médecins, c'est la facilité d'absorption des liquides épanchés.

Pour procéder avec méthode, il était très-important d'étudier l'effet de cette plante sur l'homme sain et sur l'homme malade, à faible dose, à dose élevée et à dose toxique ; une observation prolongée, faite dans des conditions bien déterminées, pouvait seule faire connaître et distinguer les effets constants, certains, des effets secondaires et variables selon les individus. Deux hommes, Jœrg et Hutchinson, ont eu l'honneur de résoudre ce problème difficile, leurs conclusions sont identiques et ont été acceptées par tous les médecins.

Jœrg, professeur à l'Université de Leipsig, expérimenta sur l'homme sain ; d'après lui, cette plante en poudre, à la dose de $0^g.05$, $0^g.10$ ou $0^g.15$, produit d'abord une action sur le cerveau, une céphalalgie, puis détermine une sensation de chaleur, une colique de l'estomac ou de l'intestin avec diminution de l'appétit ; comme effet constant, il constate un ralentissement des mouvements du cœur, et, comme effet variable, une certaine stimulation des organes génito-urinaires avec augmentation de la sécrétion urinaire.

Hutchinson a expérimenté la digitale sur lui-même. Dans une première expérience, il eut le courage ou l'imprudence de prendre 380 gouttes (20 grammes) de teinture de digitale en trois jours ; il survint un empoisonnement avec des signes d'inflammation violente de l'estomac et des intestins; le second et le troisième jour le pouls s'éleva à 120 ou 150 pulsations ; l'effet toxique élève le pouls au lieu de diminer sa fréquence ; Hutchinson fut plusieurs

mois à se remettre de cet accident, et commença néan-
moins une deuxième et une troisième série d'expériences,
dans lesquelles le pouls tomba à 28 pulsations; la diurèse
fut très-rarement observée et la mauvaise influence du
médicament sur les fonctions digestives constamment
reconnue.

Ces données historiques sont incomplètes, mais elles
nous permettront de mieux comprendre les observations
quelquefois contradictoires des médecins qui ont fait une
longue et sérieuse étude de cette importante question.
Pour avoir plus de développement sur cette partie histo-
rique, nous renvoyons au travail du docteur Germain, de
Château-Thierry, publié en 1860 dans la *Gazette hebdo-
madaire*.

Pour tout le monde, la digitale à dose non toxique ralentit les mouvements du cœur; c'est un sédatif de l'organe central de la circulation. Mais, comment agit-elle
pour faire disparaître les liquides extravasés ? Comment,
par cette action spéciale, peut-elle faire disparaître l'hydropisie, qui n'a pris naissance que parce que le sang cir-
cule dans les veines avec trop de lenteur?

M. Beau a donné l'explication suivante: La digitale ralentit les mouvements du cœur, mais en outre, elle ren-
force les contractions de cet organe, pour lui permettre
de lutter contre un rétrécissement; ainsi, la digitale, selon M. Beau, aurait deux propriétés, comme il l'a dit: une
propriété sédative et une propriété tonique. La digitale
est le quinquina du cœur.

Il serait difficile de démontrer cliniquement une propriété tonique de la digitale ayant quelque analogie avec
celle du quinquina; mais ne suffit-il pas de constater que,
dans certaines conditions pathologiques, la digitale ayant
ralenti les mouvements du cœur, aussitôt cet organe s'est

contracté avec plus d'énergie? Ainsi, supposons un rétrécissement aortique, dans une première période qui peut durer longtemps : le ventricule gauche hypertrophié se contracte plus énergiquement pour surmonter l'obstacle; mais, si par une cause locale ou générale, cet effort ne peut plus être soutenu, le ventricule ne se videra qu'incomplètement, il aura du sang auquel s'ajoutera une nouvelle ondée venant de l'oreillette, et il en résultera une distension ou une dilatation qui deviendra une nouvelle cause de la fréquence des contractions. Ces dernières sont si rapprochées qu'une ondée sanguine n'a pas le temps de passer du système artériel dans le système capillaire avant qu'une deuxième ondée arrive, laquelle ne sera reçue qu'en partie dans les artères ; là commence le cercle vicieux; l'embarras du ventricule gauche amène celui de l'oreillette, puis des vaisseaux pulmonaires, puis des cavités droites, et du système veineux qui se remplit à son tour. Les phénomènes pathologiques se déroulent ainsi: 1° dans le rétrécissement aortique et mitral, non pas au début de la maladie, mais à la deuxième période ; 2° dans l'hypertrophie simple du ventricule gauche, sans lésions des orifices ; ce cas est rare, il a même été nié, mais il est certain qu'il existe et que les symptômes prédominants sont la palpitation, la fréquence trop rapide des contractions.

Comment peut-on modifier cet état morbide? Il faut nécessairement ou diminuer la tension vsculaire en faisant des déplétions locales ou générales, ou, ce qui est beaucoup plus médical, augmenter la force de contraction du ventricule. Or, l'expérience clinique m'a souvent démontré que l'administration de la digitale, à dose modérée et pendant un temps limité, diminuait la fréquence des contractions et augmentait en même temps leur énergie. Le

temps qui sépare deux systoles étant plus long, le système artériel chassait dans les capillaires une plus grande
quantité de sang et se débarrassait.

Ainsi, la digitale est donc surtout indiquée à une certaine période de la maladie : 1° dans le rétrécissement
aortique, dans le rétrécissement mitral et dans l'hypertrophie simple sans lésion valvulaire. J'ai garde d'oublier
de dire : à une certaine période de la maladie ; comme le
fait remarquer Stokes, il ne faut pas établir des lignes
de démarcation trop nettes entre ces diverses lésions valvulaires organiques du cœur; pour le traitement de ces
maladies, il est important de tenir compte de l'état du
sang et des modifications qui s'accomplissent dans la vi-
talité de l'organe aussi bien que dans ses conditions mé-
caniques.

Les médecins ne sont pas unanimes à reconnaître les
indications de la digitale. Ainsi, tandis que M. Bouillaud
l'administre presque dans toutes les lésions organiques,
M. Grisolle enseigne que la digitale est très-nuisible
dans tous les rétrécissements cardiaques.

Les récents travaux physiologiques de MM. Marey et
Chauveau ont apporté dans cette question des éléments
importants de diagnostic. Dans une maladie du cœur, les
indications se tirent : 1° de l'état de cet organe consi-
déré comme organe d'impulsion ; 2° de l'état de la circulation, dont la tension est mesurée, et par la résistance
des capillaires, et, d'autre part, par le degré d'énergie du cœur. La tension vasculaire est, comme on le sait,
l'état plus ou moins grand de compression dans lequel se
trouve le sang dans les vaisseaux. La tension dépend,
soit de l'impulsion cardiaque, soit du degré d'élasticité et
de contractilité des vaisseaux artériels ; elle varie encore
avec le calibre total des vaisseaux capillaires.

Dans l'état physiologique, chaque impulsion du cœur élève la tension dans les artères, mais l'élasticité des vaisseaux diminue cette augmentation de tension et la rend égale, uniforme ; dès qu'il existe une obstruction locale, les conditions de rapport entre les vaisseaux et le cœur sont changés et la tension est modifiée.

Si la perméabilité des vaisseaux augmente, si la quantité de sang diminue, si ce liquide devient plus fluide, la tension s'abaisse.

Si le cœur lance avec force dans les vaisseaux une plus grande quantité de sang, la tension augmente si l'élasticité des artères est normale ; s'il y a au contraire relâchement vasculaire, la tension diminuera.

La tension augmente ou diminue en raison directe de la quantité de liquide.

Dans une forte tension, la vitesse du sang se ralentit dans les vaisseaux, par là même le pouls est moins fréquent, mais il augmente notablement de force et d'amplitude.

On a étudié, à l'aide du sphygmographe, le pouls dans les différents états du cœur et dans les diverses tensions : les tracés pour les tensions extrêmes sont très-différents et se reconnaissent à première vue ; dans les cas moyens, si l'on s'en rapporte au développement du pouls, on peut facilement faire une erreur ; souvent, en effet, la force du pouls n'est nullement en rapport avec celle du cœur. Le sphygmographe permet alors d'éviter l'erreur.

La faible tension correspond à un pouls vif, saillant, dépressible, et la tension exagérée à un pouls lent, concentré, dur, résistant. Disons, toutefois, qu'il serait bien difficile, sur les caractères seuls du pouls, de reconnaître le degré de tension vasculaire, et d'en déduire des indications, soit pour l'emploi de la digitale, soit pour l'application d'autres moyens. Le sphygmographe peut rendre alors d'importants services.

Après les signes tirés du pouls, la tension vasculaire s'annonce par des congestions sanguines ou séreuses dans les viscères, de la bouffissure à la face, de la dyspnée, l'œdème des pieds, des palpitations inégales et quelquefois par des signes de congestion cérébrale, des vertiges, des épistaxis, des vomissements.

Dans les maladies du cœur, au moment où nous les observons généralement, il y a plus souvent une tension vasculaire exagérée qu'une diminution de tension ; mais, lorsque celle-ci existe, elle est l'origine d'une indication sérieuse, sûre ; la digitale élève la tension vasculaire et produit des effets surprenants.

Chez les malades affectés surtout de rétrécissements, l'impulsion cardiaque est irrégulière, comme ataxique, la réaction vasculaire est nulle, le cœur marche comme une balance folle ; le pouls est saillant, irrégulier, il frappe avec une apparence de force qui a souvent trompé M. Marey ; la digitale, dans ces cas, rétablit l'ordre immédiatement, elle augmente la tension vasculaire et le pouls change aussitôt de caractère.

Lorsqu'il existe, au contraire, une exagération de la tension vasculaire, il faut relâcher les vaisseaux capillaires, d'abord par le décubitus horizontal, s'il est possible ; il faut en outre diminuer la quantité de liquide contenue dans les vaisseaux, soit par les émissions sanguines locales, sangsues, ventouses, soit par les purgatifs dits hydrorrhéiques ; on peut encore diminuer la tension artérielle, en calmant la violence de l'impulsion cardiaque par des applications calmantes ou révulsives ; le vésicatoire réussit très-souvent.

Il est inutile de dire que s'il s'agissait de palpitations

purement nerveuses, sans modification de la tension sanguine, la digitale serait contre-indiquée.

Quelquefois la maladie est complexe : actuellement, j'ai
dans mon service une femme anémique, pâle, présentant
des névralgies intenses ; elle a eu, à l'âge de quinze ans,
une affection rhumatismale ; son cœur présente un double
bruit de souffle : un doux, qui s'entend dans les gros vaisseaux, et un deuxième au premier temps et à la pointe;
la lésion valvulaire est peu avancée : j'ai dû surtout m'oc-
cuper de l'état général et traiter l'anémie. La lésion vi-
tale prime ici la lésion organique.

Sans sortir des indications de l'ordre physique, la tension exagérée, qui est la plus commune dans les maladies
du cœur, est-elle une contre-indication à l'emploi de la
digitale?

Certainement, il faut éviter d'exagérer la tension, mais
on peut alors donner le médicament dans l'espoir de fa-
voriser une diurèse, qui diminuera d'autant la tension. Si
le cœur est hypertrophié, si l'on ne trouve aucun signe
de dilatation, de ramollissement ou de dégénérescence
graisseuse, on peut encore administrer la digitale. Elle
est donc contre-indiquée dans tous les cas d'hyposténie
du cœur, dans la dilatation, dans toutes les dégénérescences. Elle l'est aussi dans tous les cas où l'œdème est
très-considérable et distend outre mesure le tissu cellulaire, chez presque tous les vieillards qui présentent une
insuffisance mitrale et un commencement d'asystolie.

Quelle est l'action de la digitale ? Les opinions les plus
opposées ont été établies ; on a dit que c'était un stimulant, un sédatif, un tonique, un antispasmodique, con-
tro-stimulant, et on comprend, en effet, que la digitale
peut mériter tous ces noms, d'abord selon les conditions
d'âge, de dose, de préparation, d'administration, selon

la maladie du cœur, selon l'état général du malade ou de l'individu sain sur lequel on expérimente.

Après les belles expériences de Bouley et de Reynal d'Alfort, on ne peut nier la sédation cardiaque, bien que l'effet ne soit pas toujours direct, immédiat, et qu'il manque quelquefois.

La digitale ralentit les battements cardiaques, modifie le pouls ; elle augmente la tension vasculaire et excite quelquefois la diurèse ; j'élève encore quelques doutes sur son action diurétique, qui est secondaire, je crois qu'elle existe et ne s'établit que lorsque la circulation a été modifiée ; je suis porté d'autant mieux à douter de sa vertu diurétique, que j'ai très-souvent vu la diurèse s'établir après avoir administré le calomélas qui, alors, avait désempli les vaisseaux capillaires et modifié la circulation en diminuant la tension exagérée.

Stokes considère la digitale comme un sédatif et un diurétique ; il l'associe souvent au calomel et en retire des effets merveilleux. Quelle est son action intime ? Agit-elle en excitant le système vasculaire à diminuer son calibre par une contraction de ses parois ? Ce phénomène se produit-il par l'intermédiaire des nerfs d'arrêt ou d'action qui composent les vaso-moteurs ? Cette explication a été donnée.

La dernière hypothèse émise appartient à M. Ferrand, qui classe la digitale parmi les médicaments altérants. Cet auteur, après avoir résumé les dernières études faites sur cette intéressante question, pense que la digitale mise en présence des tissus et de la cellule vivante , qui vient, sous l'influence d'une tension sanguine exagérée, de donner passage à une sérosité trop abondante, a pour rôle de rétablir les conditions d'exosmose qui feront rentrer ces produits dans la circulation. Son action première, selon cet auteur, est cellulaire et non vasculaire; elle prend dans les tissus les produits épanchés pour les faire rentrer dans la circulation.

L'action thérapeutique de la digitale établie et ses indications posées d'une manière générale, il me reste à étudier, dans la deuxième partie de ce travail, quelle part d'influence il faut accorder à la digitale et aux autres médications, dans les diverses lésions organiques de l'organe central de la circulation.

TRAITEMENT DE L'HYPERTROPHIE DU CŒUR.

Il faut distinguer d'abord si l'on veut obtenir la cure radicale de l'hypertrophie du cœur, ou si l'on ne veut faire qu'un traitement palliatif. Nous sommes obligé de reconnaître avec le docteur Lathan, que l'hypertrophie confirmée est incurable, qu'aucun traitement ne peut diminuer le volume du cœur. Nous ne saurions admettre, avec Hope, que le cœur hypertrophié revient avec une facilité surprenante à son volume normal, sous l'influence d'une médication antiphlogistique aidée d'un régime un peu débilitant; certainement la fonction se régularise, les troubles disparaissent, le malade peut se croire guéri, mais la lésion est toujours la même et irréparable. Il est très-important de ne pas débiliter l'organisme et de ne pas affaiblir les contractions du cœur par des saignées trop fréquentes et par l'emploi trop longtemps prolongé des préparations de digitale, en considérant surtout que l'hypertrophie simple, en dehors de toute complication de maladie de l'aorte et des valvules, est un fait rare. Les inconvénients de la méthode antiphlogistique largement appliquée sont plus grands pour l'hypertrophie simple.

Celle-ci, en effet, peut se montrer simple et durer assez longtemps jusqu'à ce que l'affection valvulaire apparaisse et se traduise par des signes physiques.

Le diagnostic de l'hypertrophie simple étant bien établi, M. Bouillaud pratique quelques saignées locales et donne la digitale par la méthode endermique. Il applique sur le derme dénudé par un vésicatoire à la région précordiale, de 0,30 à 0,70 c. de poudre de digitale ; ce moyen a l'inconvénient d'être très-douloureux, mais il est très-utile surtout lorsque le mauvais état des voies digestives ne permet pas d'administrer les préparations de digitale. Le traitement qui m'a semblé réussir dans le plus grand nombre des cas, consiste dans l'application, répétée à de petits intervalles, de quelques sangsues à la région précordiale, et dans l'administration de 20 à 30 gouttes de teinture de digitale dans les vingt-quatre heures; ce traitement, qui doit être continué pendant un certain temps, demande quelquefois des modifications : il faut varier la préparation de digitale, donner la digitaline à la dose de 3 à 5 milligrammes, observer l'effet déprimant et l'action du remède sur l'estomac. Lorsque j'ai dû abandonner la digitale, j'ai retiré un très-bon résultat de l'emploi du cyanure de potassium ou de l'acétate de plomb.

On arrive quelquefois à diminuer la violence de l'acte cardiaque par l'emploi de l'aconit ou de la belladone, surtout si la douleur ou la dyspnée prédominent. En résumé, les émissions sanguines locales et la digitale sont indiquées s'il n'y a pas de fièvre, si le sujet est encore jeune, si les voies digestives sont en bon état et surtout si les signes d'une insuffisance aortique manquent.

Quant aux cautères, leur efficacité ne m'est pas parfaitement démontrée ; je les applique cependant avec énergie lorsque les signes de l'hypertrophie sont de date récente et se montrent à la suite d'un rhumatisme aigu qui a envahi le péricarde ou l'endocarde.

L'hypertrophie liée à une affection valvulaire est-elle une maladie que l'on doive combattre par tous les moyens, ou bien faut-il respecter cette prévision de la nature destinée à rendre le cœur capable de lutter le plus longtemps possible contre l'obstacle ? La réponse à cette question n'est pas douteuse, et l'institution du traitement en découle ; il ne faut pas établir une lutte entre la nature et la médication : les saignées, la diète, les purgatifs, toute médication débilitante est parfaitement contre-indiquée. Il faut se rappeler, en effet, que la dégénérescence graisseuse complique souvent l'hypertrophie ancienne. Il faut abandonner presque tout traitement médical et prescrire un régime qui fortifie la constitution générale et augmente l'énergie de l'acte circulatoire.

Il arrive cependant quelquefois des accidents qui ne permettent pas de suivre exactement tous ces principes absolus. Ainsi, à la suite d'une émotion violente, d'une marche, d'une course prolongées, j'ai vu se développer des palpitations extrêmement énergiques, avec un pouls très-dur, très-vibrant, une gêne considérable de la respiration, un sentiment de constriction, une angoisse précordiale. Une large saignée, suivie d'une infusion de digitale ou de 0,05 c. d'extrait thébaïque, amène la cessation complète de tous ces accidents : cette médication ne doit jamais être prolongée, elle ne s'adresse qu'à un accident.

La pathogénie des maladies des valvules aortiques est beaucoup plus simple que celle des altérations de la valvule mitrale ; leurs symptômes sont plus faciles à saisir ; elles sont supportées plus longtemps, et leur traitement se confond dans ses parties essentielles avec celui de l'hypertrophie du cœur. Dans l'insuffisance aortique, il fau-

dra surveiller et combattre les congestions actives vers
le cerveau, par quelques saignées locales et des purgatifs ; la digitale peut trouver là son indication passa-
gère, mais elle ne fera pas la base de la médication. Le
traitement du rétrécissement aortique a été développé au
commencement de ce travail et à propos de l'hypertrophie.

DE LA DILATATION DU CŒUR.

La dilatation du cœur s'effectue toutes les fois que la
paroi interne de cet organe subit, pendant la diastole, une
pression qui va au-delà de la force de résistance de l'organe dans l'état de relâchement. Le cœur ne peut vrai-
ment être dilaté qu'autant que la tension dans les vaisseaux qui lui amènent le sang et la contraction de l'oreillette du même côté, l'emportent sur la force de résistance
que la paroi relâchée est en état d'opposer à une dilatation
anormale. Les faits d'anatomie pathologique confirment
les données physiologiques ; ainsi, dans l'ordre de fréquence, on trouve, en première ligne, la dilatation
des oreillettes, puis celle du ventricule droit, et plus rare-
ment celle du ventricule gauche ; celle-ci est plus marquée
dans l'insuffisance des valvules aortiques. Bamberger a
constaté que dans les cas de rétrécissements considéra-
bles de l'orifice aortique sans insuffisance valvulaire très-
marquée, la dilatation l'emporte sur l'hypertrophie.

L'insuffisance mitrale donne également lieu à une dilatation du ventricule gauche, qu'un simple rétrécissement
mitral ne peut pas produire.

La dilatation du cœur se produit encore dans des cas
où la pression du sang sur les parois est à l'état normal,
mais dans lesquels il existe des altérations de tissu qui di-
minuent sa force de résistance, comme cela se voit à la
suite des péricardites, ou dans la dégénérescence graisseuse des fibres musculaires.

Les principes suivant lesquels on doit traiter la dilatation découlent de symptômes principaux, qui sont : la petitesse du pouls, la pâleur de la peau, l'état du sang dont la composition est veineuse et une augmentation du contenu des veines ; les malades accusent des battements de cœur très-pénibles ; ils sont dans un état d'affaissement qui est bientôt suivi de cyanose et d'hydropisie, si surtout la dégénérescence graisseuse s'ajoute à la maladie ; plus la nutrition se fait mal, plus le cœur dilaté risque de subir la dégénérescence ; il faut prescrire ici un régime animal et des préparations ferrugineuses, du quinquina, des vins, du stimulant. Il est à peine utile de dire que la digitale doit être proscrite d'une façon absolue. Stokes est partisan du mercure dans le traitement des maladies du cœur, il l'emploie surtout dans la dilatation de cet organe, et il est convaincu qu'à l'aide de ce médicament, on peut retarder les progrès de la maladie, faire disparaître les irrégularités du cœur et surtout prolonger la vie du malade, en le débarrassant de l'hydropisie et des congestions pulmonaires et hépatiques.

Pour ma part, j'ai essayé ce médicament souvent, et souvent aussi j'ai vu un soulagement notable, le liquide se reproduit moins vite, le foie diminue de volume, et quelquefois la diurèse s'établit après l'emploi de ce moyen, lorsque avant elle avait résisté à tous les autres agents connus.

TRAITEMENT DE LA LÉSION MITRALE.

Nul traitement ne peut corriger les anomalies de la valvule mitrale, seule l'hypertrophie consécutive du ventricule droit exerce une influence salutaire sur la distribution du sang. L'hypérémie pulmonaire est un des accidents les plus sérieux de cette lésion. Comment peut-on le prévenir ? Comment peut-on le combattre ? La saignée d'abord doit être rejetée, car, si elle paraît propre à détourner le danger du moment, elle facilite la transsudation du sérum, en diminuant sa consistance.

Dans la digitale, nous possédons un moyen bien puissant pour diminuer l'hypérémie pulmonaire et les symptômes de stase sanguine dans la grande circulation. Ceci s'applique surtout au rétrécissement ; si, comme le dit Traube, on réussit à ralentir par la digitale l'action du cœur, l'oreillette a le temps de faire passer son contenu dans le ventricule à travers l'orifice rétréci ; la systole et la diastole se prolongent par ce moyen, la respiration devient plus libre, la cyanose diminue et l'hydropisie se modère.

Dans l'insuffisance mitrale compliquée d'hydropisie, presque toujours les symptômes s'aggravent sous l'influence de la digitale ; en principe, elle est contre-indiquée dans ce cas. Cependant, elle pourrait être encore employée si les battements étaient très-accélérés et si les contractions semblaient se faire d'une manière incomplète. Je ne pense pas que les diurétiques puissent exercer une grande influence sur les hydropisies symptomatiques des maladies du cœur ; si la digitale produit quelquefois cet effet, cela tient à ce qu'elle améliore l'état de la circulation générale et permet au sang d'arriver en plus grande partie dans l'aorte et les artères rénales.

Les préparations ferrugineuses, les stimulants, le vin, l'eau-de-vie, l'éther phosphoré ont une influence réelle sur la composition du sang, et méritent d'être employés fréquemment.

ÉTAT GRAISSEUX DU CŒUR.

La métamorphose graisseuse consiste dans la transformation des fibrilles en granulations graisseuses, remplissant peu à peu tout le sarcolemme et se réunissant en gouttes de graisse liquide; elle peut être sous la dépendance d'un état général, cachectique, du marasme sénile, ou d'un état local, comme l'ossification des artères coronaires, ou le développement de la graisse à la surface du cœur. Beaucoup de maladies valvulaires anciennes donnent lieu à des dégénérescences graisseuses partielles; et si tous les médecins sont d'accord à reconnaître que l'état graisseux du cœur chez les individus âgés ne peut laisser l'espoir d'un retour à l'état physiologique, quelques-uns pensent avec raison que l'organe atrophié peut reprendre son volume primitif et sa force.

Stokes, qui a étudié longtemps ces états graisseux du cœur, base son traitement sur les principes suivants :

1° Habituer le malade à un exercice musculaire gradué et journalier ;

2° Observer un régime surtout composé de viandes fraîches, s'abstenir de féculents, des corps gras ;

3° Employer le fer surtout chez les jeunes sujets et donner à haute dose les stimulants diffusibles, le vin et l'eau-de-vie.

Ce traitement, que l'auteur anglais préconise avec enthousiasme, me paraît plus propre à combattre le développement excessif de la couche graisseuse qui recouvre le cœur, qu'à guérir les véritables dégénérescences qui détruisent la fibre musculaire.

Il ne peut pas être question du traitement de la dégénérescence amyloïde, du cancer, des tubercules et des parasites du cœur, et cela d'autant que ces états morbides ne sont jamais reconnus.

FIN.

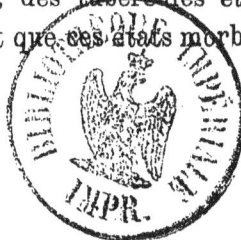

www.ingramcontent.com/pod-product-compliance
Lightning Source LLC
Chambersburg PA
CBHW050428210326
41520CB00019B/5842